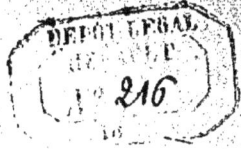
TRAITEMENT

DE LA

SYPHILIS DU NOUVEAU-NÉ

PAR

LES INJECTIONS MERCURIELLES

PAR

Mme de LINDFORS

DOCTEUR EN MÉDECINE

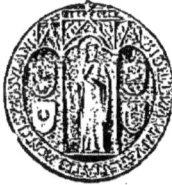

MONTPELLIER

IMPRIMERIE GUSTAVE FIRMIN, MONTANE ET SICARDI
Rue Ferdinand-Fabre et Quai du Verdanson

1906

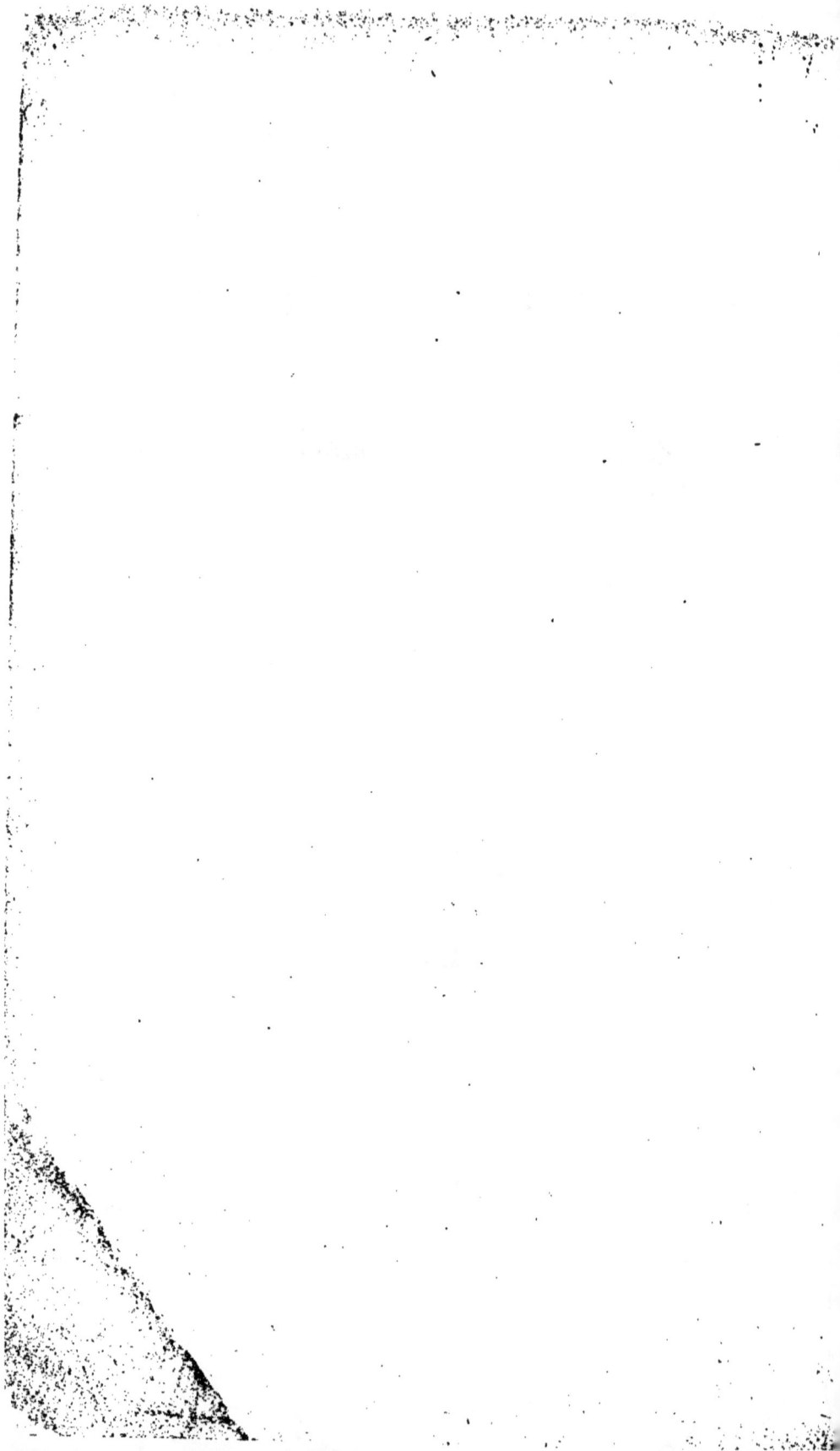

TRAITEMENT

DE LA

SYPHILIS DU NOUVEAU-NÉ

PAR

LES INJECTIONS MERCURIELLES

PAR

Mme de LINDFORS

DOCTEUR EN MÉDECINE

MONTPELLIER

IMPRIMERIE GUSTAVE FIRMIN, MONTANE ET SICARDI

Rue Ferdinand-Fabre et Quai du Verdanson

—

1906

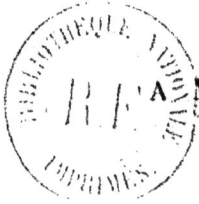

A MON PÈRE

A MA MÈRE

*Comme faible témoignage de profonde
affection et d'inaltérable reconnaissance.*

DE LINDFORS.

MONSIÈUR LE DOCTEUR TÉDENAT

PROFESSEUR DE CLINIQUE CHIRURGICALE A LA FACULTÉ DE MÉDECINE
DE MONTPELLIER

A MONSIEUR LE PROFESSEUR-AGRÉGÉ GUÉRIN

DE LINDFORS.

INTRODUCTION

On connaît les résultats excellents que donnent les injections mercurielles dans la syphilis de l'adulte ; on sait avec quelle rapidité et quelle puissance on peut agir sur les diverses manifestations de la maladie, grâce à cette méthode, qui permet un dosage rigoureux de la substance médicamenteuse absorbée et qui ménage absolument l'appareil digestif.

Tous les syphiligraphes sont aujourd'hui à peu près d'accord pour admettre la supériorité de la voie hypodermique, et, pour eux, la méthode des injections reste le traitement rationnel, énergique et rapide de la syphilis. Or, il est curieux de constater que ce traitement, qui est d'un usage courant chez l'homme, n'a été que peu employé jusqu'ici chez le nouveau-né.

Cependant la gravité du pronostic de la syphilis du nouveau-né et la nécessité d'instituer au plus vite un traitement énergique, permettent de justifier l'application de la voie hypodermique ou mieux intra-musculaire. Tous les auteurs, en effet, considèrent la syphilis comme une des plus affreuses maladies, qui, à peu d'exceptions près, tue presque tous les enfants. Jules Simon dit dans ses leçons cliniques (*Revue mensuelle de l'enfance*, 1886), que : « La syphilis est une affection dont les coups sont si rapides et si sûrs, qu'elle tue souvent l'enfant dans le sein de sa mère et évolue ordinairement vers une issue fatale à partir de la troisième semaine après la naissance. Il faut que la défense soit aussi prompte que l'attaque, aussi pas de temporisation. »

L'enfant, même survivant à l'infection, offre un terrain particulièrement propice à beaucoup d'autres complications, et Fournier assure qu'un certain nombre d'enfants arriérés, imbéciles ou idiots, ne sont autres que les produits de l'hérédité syphilitique. Dès lors, la pratique des injections mercurielles étant devenu le traitement d'assaut de la syphilis pour l'adulte, il convient de l'appliquer à l'enfant. Il sera d'autant plus légitime de le faire que l'on aura à éviter l'ingestion du mercure, irritante pour les voies digestives, ou l'absorption par la peau, inefficace ou infidèle.

Sur les conseils de M. le professeur agrégé Guérin, nous avons choisi comme sujet de notre thèse inaugurale le traitement de la syphilis du nouveau-né par les injections mercurielles, pensant qu'il y avait intérêt à étudier cette méthode, employée encore dans de trop rares circonstances, et qu'il ne nous a pas été permis de voir appliquer dans les services hospitaliers de la Faculté. Dans cette intention, nous consacrerons un premier chapitre à passer en revue de quelle façon on donne habituellement le mercure au nouveau-né : voie stomacale et voie cutanée. Dans un second chapitre, nous étudierons en détail le traitement par la voie hypodermique en indiquant la technique, les préparations employées, les avantages. Nous terminerons enfin par un chapitre où nous présenterons des observations, dont quelques-unes inédites, et où nous discuterons les résultats.

Mais avant d'aborder notre sujet, nous tenons à adresser nos remerciements à nos maîtres de la Faculté de Montpellier pour l'instruction qu'ils nous ont donnée. Nous sommes heureuse d'adresser nos sentiments de vive reconnaissance à M. le professeur Tédenat. Cet excellent maître nous a tou-

jours accueillie avec bienveillance. Il nous fait aujourd'hui le
très grand honneur de présider notre thèse inaugurale. Qu'il
daigne agréer l'hommage de notre profonde gratitude.Il gar-
dera toujours une place dans notre souvenir.

M. le professeur agrégé Guérin-Valmalle dont nous avons
suivi, dès le début de nos études, les leçons précieuses par leur
sens pratique et la clarté des démonstrations, a droit aussi à
notre reconnaissance. C'est sur ses indications que nous avons
choisi notre sujet de thèse : nous l'en remercions respectueu-
sement.

Mme le docteur Gaussel-Ziegelmann, chef de clinique
obstétricale, a droit à notre profonde reconnaissance pour
tout ce qu'elle a fait pour nous durant le cours de nos études.

Nous n'oublierons jamais les bons soins qu'elle nous a pro-
digués à moi et à ma fillette.

Enfin, que M. le docteur André Calas, qui nous a aidée
à l'époque pénible du commencement de nos études, reçoive
l'assurance de notre sincère reconnaissance.

TRAITEMENT

DE LA

SYPHILIS DU NOUVEAU-NÉ

PAR

LES INJECTIONS MERCURIELLES

CHAPITRE PREMIER

MÉTHODE ORDINAIRE DE TRAITEMENT DANS LA SYPHILIS DU NOUVEAU-NE

Sous le chef de méthodes ordinaires de traitement de la syphilis du nouveau-né, nous entendons étudier seulement de quelle façon on administrait le mercure avant d'employer la voie hypodermique. L'idée de traiter directement l'enfant malade n'est d'ailleurs pas très vieille, et jusqu'à la fin du XVIIIe siècle on se contentait de traiter la mère, le nourrisson ne bénéficiant que d'une cure par le lait mercurialisé. Sur les conseils d'Astruc, de Levret, etc., on suivait la même pratique, et la chèvre, qui le plus souvent, était appelée à suppléer la mère, était soumise aux frictions.

Mais dès 1785 l'Université de Paris, abandonnant toute

crainte au sujet d'une thérapeutique trop active, recommande les frictions et les fumigations faites avec du cinabre. Plus tard on n'hésite même pas à employer le mercure à l'intérieur et à le prescrire sous forme de calomel mélangé à de la rhubarbe à la dose d'un demi-grain, ou de muriate suroxygéné de mercure (sublimé) à la dose de un douzième ou un vingt-quatrième de grain (Chassagne).

Jusqu'à nos jours on a introduit le mercure dans l'organisme de l'enfant par trois voies : 1° voie buccale ; 2° frictions ; 3° bains.

1° *Voie digestive. Liqueur de Van-Swieten.* — C'est la voie la plus employée et c'est la préférable chez les nouveau-nés. Pour Dieday, Parrot, Simon, Fournier, Maudiac, Gaucher, c'est la méthode de choix, et ils prescrivent le plus habituellement le sublimé sous forme de liqueur de Van-Swieten, de préférence au calomel, qui est peu employé.

Parrot, chez un nouveau-né robuste, donne d'emblée une cuillerée à café dans du lait ou mieux 25 à 30 grammes d'un sirop quelconque.

J. Simon, qui considère la liqueur de Van-Swieten comme la préparation hydrargyrique par excellence dans le traitement de la syphilis infantile, donne des doses de 10 à 30 gouttes, suivant l'âge.

Gaucher commence par donner 10 gouttes de la liqueur de Van-Swieten deux fois par jour. Quand les enfants, au bout d'une quinzaine de jours, présentent des manifestations, on leur donne 10 gouttes de la liqueur. 20 gouttes font un gramme de liqueur. Or, 20 grammes de cette solution renferment 2 centigrammes de sublimé, 10 grammes renferment un centigramme et 20 gouttes, c'est-à-dire 1 gramme, contiennent 1 milligramme de sublimé. Donc, par jour on donne en deux fois 1 milligramme de sublimé à l'enfant.

Au bout de quelques jours on augmente, on donne trois fois 10 gouttes, puis quatre fois 10 gouttes après quinze jours, ce qui fait 40 gouttes par jour ou 2 milligrammes ; puis 3 fois 15 gouttes et on peut, après quelques mois, donner une demi-cuillerée à café de la liqueur de Van-Swieten.

Autant que possible il faut donner ces gouttes dans le lait de la mère, dont on extrait une cuillerée. Il faut toujours fractionner et ne pas donner 20 ou 40 gouttes à la fois ; l'enfant supporte mieux la dose fractionnée.

L'ingestion de la liqueur de Van-Swieten n'est pas sans présenter des inconvénients sérieux. Certains estomacs ne peuvent se faire à cette solution, même à dôses très faibles ; il se produit des troubles digestifs, des vomissements, de la diarrhée, de l'entérite glaireuse. Ces troubles ne seront pas sans danger pour le nouveau-né, déjà débilité du fait de la syphilis et un état de dénutrition extrême.

D'autre part, au cours de ces troubles, on ignore complètement la quantité de médicament actif absorbée, et elle doit être bien minime.

On peut donc conclure que tout en constituant une méthode de choix, l'absorption de liqueur de Van-Swieten est souvent infidèle et parfois dangereuse.

2° *Frictions.* — Les frictions ont surtout été préconisées par Comby (Congrès d'Edimbourg, 1898). On ne doit les employer que lorsque l'estomac est rebelle à la liqueur de Van-Swieten.

On fera tous les jours sur le ventre, les mollets ou le thorax, une friction d'une dizaine de minutes avec deux grammes d'onguent napolitain, c'est-à-dire de la pommade mercurielle double, en évitant deux frictions consécutives à la même place, par crainte d'une irritation trop forte.

C'est une méthode sale, qui donne de l'irritation cutanée et qui peut même produire des troubles digestifs graves. Chez les hérédo-syphilitiques, dont la peau est déjà altérée, les frictions sont inapplicables.

De plus, même bien supportées, les frictions sont fort inégales comme action ; le dosage du mercure absorbé est impossible ; l'absorption, en général lente et minime, peut se faire en masse et donner lieu à des intoxications très graves.

Les frictions constituent donc une méthode tout à fait inefficace, en tout cas incertaine.

3° *Bains de sublimé*. — La valeur thérapeutique des bains de sublimé a été de même fort discutée par Diday ; on les emploie surtout comme adjuvant de la mercurialisation, soit par la liqueur de Van-Swieten, soit par les frictions. On les donne tous les jours ou tous les deux jours à la dose de 1 pour 2.000 ou 1 pour 5.000.

Cette méthode est infidèle et même dangereuse, pour la plupart des auteurs.

D'après Parrot (Leçons sur la syphilis héréditaire), l'absorption par la peau est nulle. Elle ne peut se faire qu'au niveau des muqueuses ou à la faveur d'une solution de continuité des téguments. Il est impossible de doser la quantité de mercure introduite dans l'organisme. De plus, les bains de sublimé, outre qu'ils sont inutiles, affaiblissent le nouveau-né sans aucun profit en leur qualité de bains tièdes.

J. Simon et Mauriac les proscrivent également et les considèrent comme dangereux.

Comme conclusion de ce court chapitre sur les méthodes ordinaires et les plus courantes du traitement de la syphilis du nouveau-né, nous pouvons dire qu'elles sont insuffisantes. L'ingestion du mercure est

lente, insuffisante ; elle compromet parfois l'intégrité du tube
digestif chez un nourrisson déjà débilité.

L'absorption par la peau est lente, incertaine et n'est pas
sans présenter des dangers. Aussi est-on en droit de se de-
mander s'il ne convient pas de substituer définitivement à
ces différents modes de mercurialisation, la méthode des injections hypodermiques ou mieux intramusculaires.

CHAPITRE II

INJECTIONS MERCURIELLES

La pratique des injections mercurielles, introduite dans la
thérapeutique par Scarenzio en 1801 n'a été appliquée aux
enfants qu'en 1869. Les auteurs étrangers ont été les premiers
à la préconiser, mais en France son emploi ne remonte qu'à
ces dernières années.

Monti (Jahrb. f. Kindelrheilk, 1869), traite à Vienne sept enfants par les injections de un à deux milligrammes de sublimé. Ces premiers essais ne furent pas des plus encourageants,
puisque malgré quatre guérisons, obtenues de 7 à 16 jours,
il eut des indurations, des récidives et 7 abcès. Malgré ce, il
est partisan de la méthode employée avec prudence et n'hésite pas à essayer d'autres sels de mercure ; l'albuminate, qui
agit bien mais se trouble facilement et peut donner des abcès ; le peptonate, dont l'action est faible et enfin le formiamide également de peu de valeur, et pénible à suppor-
ter.

Larrieu (Thèse de Montpellier, 1873) reconnaît que « le traitement par les injections de sublimé est tout à fait indiqué chez
les enfants parce qu'il n'apporte aucun trouble avec lui dans
les fonctions qui doivent se développer constamment. »

Quant à Parrot, il est loin d'en être partisan et écrit en 1878,
dans ses Leçons sur la syphilis héréditaire : « On a proposé les
injections hypodermiques, mais je crois que c'est là une mé-

thode à laquelle il ne faut accorder aucune espèce de confiance. Le phlegmon est souvent provoqué par l'action irritante
de l'injection. De plus, c'est un moyen très douloureux. » Cette
mauvaise impression est heureusement corrigée par Magna-
non (thèse de Lyon, 1880), qui recommande le sublimé à la
dose de deux milligrammes. Lorey le préconise également
au Congrès de la Société de Fribourg, en 1882.

Cochery (thèse de Paris, 1890), constate que les injections
mercurielles sont admirablement supportées par les enfants
et ne provoquent que réaction locale insuffisante. Pour lui le
lieu d'élection est la région dorsale.

Mais ce n'est guère qu'en 1891, avec Moncorvo et Ferreira
(Traitement de la syphilis infantile par les injections sous-cu-
tanées de sels mercuriels, Paris 1891), qu'on peut se rendre
compte de la valeur clinique de la méthode. Les recherches
de ces auteurs ont porté sur 47 malades qui, après une anti-
sepsie rigoureuse, recevaient les injections dans la région
rétro-trochantérienne. Chez 9 enfants, ils ont employé le bi-
chlorure à un ou deux milligrammes : peu de douleurs, tolérance parfaite, pas la moindre réaction locale, dans tous
les cas améliorations notables. Chez 7 enfants, ils ont fait
usage du calomel dans l'huile de vaseline, à la dose de 3 à
5 milligrammes ; l'amélioration s'ensuivit toujours, mais
une fois il y eut abcès. Sept enfants traités par l'oxyde jaune
de mercure, l'ont bien toléré. L'huile grise, employée chez
13 enfants, leur a donné de bons résultats. Quand au salicylate de mercure, l'essai sur 11 enfants n'a donné que de mé-
diocres succès thérapeutiques. Comme conclusion : ils pré-
fèrent l'huile grise comme sel insoluble et préconisent le sublimé.

G. Di Lorenzo (Archives italiennes de pédiatrie, Naples,
1891) se trouve bien de l'albuminate de mercure et conclut
qu'avec des doses de 1 à 2 milligrammes il n' ya pas d'incon-

vénients locaux ni d'accidents généraux, mais toujours une amélioration.

De Sperelle (1895), Heubner (1895), Jacobi (1898) emploient le sublimé toujours à la dose de 1 à 2 milligrammes et en obtiennent de bons résultats ; la douleur est minime, l'effet sûr et rapide. Les quelques nodosités observées ont été vite résorbées.

Barthélemy (Journal de Thérapeutique infantile, août 1897) emploie avec succès le cyanure et le biiodure de mercure en solution dans parties égales de glycérine et d'eau, et injecte jusqu'à 2 milligrammes et demi en répétant l'injection tous les 3 ou 4 jours. Le traitement a été toujours bien supporté, il n'a jamais provoqué de troubles généraux ni de troubles digestifs. Ses injections, faites dans la région fessière, ne déterminent aucune réaction inflammatoire et les indurations ne se forment qu'aux points où plusieurs injections ont été faites à intervalles trop rapprochés.

Les syphilides papuleuses et ulcéreuses disparaissent après 6 ou 7 injections, mais il faut continuer le traitement jusqu'à disparition complète des accidents et le reprendre après un repos de 3 à 5 semaines. Avec cette pratique on n'observe jamais de récidives.

Koraleff (analyse in Journal de Clinique et de Thérapeutique infantile, juin 1897), fait une série d'observations avec différentes préparations mercurielles. Chez 56 enfants d'une semaine à 1 an, il emploie le salicylate de mercure dans la vaseline liquide, à 5 % et injecte une fois par semaine de 5 milligrammes à 2 centigrammes. La roséole pâlit et disparaît complètement après la 3e et la 4e injections.

Le calomel et les frictions ont des effets moins rapides et exposent davantage aux récidives.

Prokorow (Semaine médicale, 1899) emploie une méthode mixte intermédiaire entre les injections de sels solubles et de

sels insolubles. Il montre que l'on peut injecter à haute dose
les sels solubles ou solubilisés, sans avoir à craindre des accidents d'intoxication. Il se sert d'une solution de biiodure de
mercure dont il injecte une dose en rap~ort avec le poids
de l'enfant, soit un milligramme et demi par kilogramme de
poids.

Le malade ressent une vive douleur et son poids diminue
pour revenir à ce qu'il était précédemment ; cette diminution
se reproduisant à chaque nouvelle injection.

La formule de P. Prokorow :

Bi-iodure de potassium	0,30 centigrammes
Iodure de potassium	0,60 —
Eau distillée q. s.	100 c. c.

a été reprise, mais modifiée par Nario. Cet auteur, qui considère cette méthode comme le traitement antisyphilitique le
plus rationnel, attribue la tuméfaction et la douleur observées
à la trop grande quantité d'eau qui entre dans la préparation.
Aussi, tout en maintenant dans sa formule les mêmes quan-
tités de biiodure et d'iodure n'ajoute-t-il que 25 cent. cubes
d'eau ,chaque centimètre cube étant aussi dosé à 12 milligrammes de sel de mercure (Nario, thèse de Buenos-Ayres, 1900).
La parfaite tolérance de l'organisme pour une dose aussi forte
serait due à la formation d'un iodure double de mercure et
de potassium bien moins toxique que le biiodure.

L'injection, qui doit être intra-musculaire, de crainte de
gangrène, se fait de la façon suivante : « Si 15 jours après
avoir pratiqué la première injection, tous les accidents syphilitiques ont disparu, nous ne faisons la seconde qu'au bout
de 30 jours, bien entendu, si l'enfant augmente normalement
en poids ; si cette augmentation n'existe pas, c'est un signe de
cachexie syphilitique, alors nous répétons l'injection au bout
de 15 jours. Nous procédons de la même manière si après la

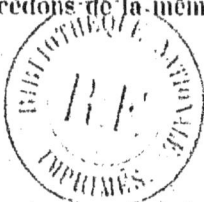

2ᵉ

première injection les accidents syphilitiques n'ont pas disparu. »

Chaque injection est suivie d'une diminution du poids de l'enfant qui oscille entre 100 et 200 grammes environ ; le nombre de globules rouges diminue proportionnellement.

L'augmentation se fait rapidement et en peu de jours les enfants reprennent leurs poids et leurs globules.

En France, la méthode des injections mercurielles n'a été employée qu'exceptionnellement ; depuis quelque temps, cependant, elle semble faire de rapides progrès et tend de plus en plus à rentrer dans la pratique.

Julien (Journal de clinique et de thérapeutique infantile, juillet 1894) avait déjà traité 11 enfants du service de Lannelongue par des injections de calomel à la vapeur, suspendu dans de la vaseline purifiée de manière spéciale.

Emery (Traitement de la syphilis, 1901) se déclare partisan de ce mode assez nouveau et peu employé encore. Il recommande deux sels : l'huile grise et le benzoate de mercure.

Hutinel (La syphilis, août 1903) guérit un enfant atteint d'un ulcère syphilitique de l'ombilic, avec une injection quotidienne de six gouttes d'huile biiodurée.

Baginsky emploie le sublimé et le peptonate de mercure. Mery (Revue moderne de méd. et de chir., 1903) préfère le biiodure.

Schawb et Lévy-Bing (Presse médicale, octobre 1903 ; Société obstétricale de Paris, décembre 1903 ; La Syphilis, juillet 1904) publient une longue série d'observations et peuvent en conclure que cette méthode doit être désormais admise dans le traitement de la syphilis chez le nouveau-né, même dès la naissance.

Dans leurs injections ils emploient la formule :

Biiodure de mercure . . . .   0 gr. 05
Iodure de mercure . . . .   0 gr. 05
Eau distillée . . . .   10 c.c.

Cette solution contient 0,005 milligrammes de biiodure par centimètre cube. On injectera donc 4 divisions de la séringue de Pravaz (à 20 divisions) pour injecter 1 milligramme de biiodure.

Chassagne (Thèse de Paris, 1904, n° 368) conclut à son tour à l'emploi absolu de la méthode hypodermique à la dose de 1 à 2 milligrammes, et va même jusqu'à 3 suivant les indications. Il rapporte un certain nombre d'observations intéressantes qui lui permettent de donner la préférence au biiodure de mercure.

Gaucher (Revue française de méd. et de chir., 1904) emploie toujours du benzoate de mercure en solution à 1 pour 100, solubilisé par l'adjonction de chlorure de sodium dans la proportion de 1.20 pour 100 ; il injecte de 1 à 2 milligrammes. Il proscrit absolument les injections insolubles.

Bodin (Bull. Société scientifique et médicale de l'Ouest, 1905) s'en tient aux injections de sels solubles et abandonne complètement les préparations insolubles qui exposent aux résorptions massives et aux accumulations de mercure solubilisé ensuite lentement et irrégulièrement. Parmi les sels solubles il préfère le biiodure à la dose de 1 à 4 milligrammes.

Notre maître, M. le professeur agrégé Guérin-Valmale, a aussi eu l'occasion d'essayer le traitement de la syphilis du nouveau-né par les injections intra-musculaires, de biiodure, et le considère comme réellement efficace si on l'applique à temps. Dans un cas où il a été appelé à soigner une syphilis grave chez un nouveau-né, il a pu constater une amélioration rapide des manifestations syphilitiques par des injections de biiodure à la dose de 3 milligrammes. Malheureusement le traitement a été appliqué trop tard et n'a pu sauver le petit malade (observ. n° 1). Dans le second cas, il s'agit d'un enfant né à la clinique obstétricale de Montpellier, pendant que M. Guérin est chef de service. L'enfant, né d'une mère syphilisée tout à fait dans les derniers mois de sa grossesse, ne présentait aucune lésion syphilitique apparente à sa naissance, mais diminuait progressivement de poids jusqu'au moment où il fut soumis au traitement antisyphilitique par les injections de biiodure à la dose de 1 milligramme. A partir de ce moment la courbe de l'enfant se relève progressivement et il sort du service en très bon état (observat. n° 2).

Après ce rapide exposé historique nous nous croyons en droit de conclure que l'emploi des injections mercurielles tend de plus en plus à constituer le mode exclusif de traitement de la syphilis du nouveau-né. Il nous reste à voir maintenant la technique de ces injections mercurielles, les avantages et les inconvénients de la méthode.

I. — *Technique des injections mercurielles*

L'étude de la technique doit porter sur le liquide à injecter et sur le lieu de l'injection. Nous n'insisterons pas sur la manière de faire l'injection, qui ne diffère en rien de celle employée chez l'adulte. Tout au plus nous contenterons-nous d'exagérer si possible les précautions antiseptiques pour éviter une infection toujours facile. L'aiguille doit être très fine.

1° *Liquide à injecter*. — Nous avons vu, au cours de l'historique, combien grande était la variété des sels mercuriels employés. Les uns sont des sels d'exception et qui ne doivent pas nous retenir ; nous n'aurons donc qu'à nous occuper des sels insolubles (huile grise au calomel) et des sels solubles (biiodure ou benzoate).

Les sels insolubles constituent un mode excellent de mercurialisation énergique, mais ils ont le grave inconvénient
de provoquer des réactions locales parfois très intenses chez
le nouveau-né.

Le calomel, qui semble surtout réservé aux formes graves, a donné de bons résultats à Smirnoff, mais il risque de
provoquer une accumulation médicamenteuse, parfois fu-
neste.

Pour Moncorvo et Ferreira, Balzer, Emery, l'huile grise
serait la meilleure des préparations insolubles. Mais on peut
faire à l'huile grise le même reproche qu'au calomel, c'est
que parfois au lieu d'une action curative, nous avons une action toxique qui peut être mortelle.

La méthode de Prokorow, qui avait cru devoir éviter ce
reproche en injectant à doses massives un sel soluble comme
le biiodure de mercure, n'est guère plus justiciable ; nous
avons vu, en effet, au cours de l'historique que, malgré l'en-
thousiasme de Nario, chaque injection s'accompagnait d'une
perte du poids de l'enfant de 100 à 200 grammes, et d'une
diminution des globules rouges. Ces diminutions à chaque injection qui font osciller d'une façon régulière
la courbe des pesées, ne sont pas persistantes et l'enfant a rapidement atteint son poids primitif, mais il n'en est
pas moins vrai qu'un organisme aussi fragile que celui du
nouveau-né syphilitique, ne doit guère bien se trouver de ces
secousses périodiques. D'ailleurs, cette action sur le poids
et le nombre des globules dénote que chaque injection mas-
sive de biiodure s'accompagne d'une intoxication mercurielle.
Cette intoxication, qui se traduit par une diminution de poids
et une diminution de nombre des globules ne cesse qu'au bout
de quelques jours quand l'excès de mercure a été éliminé.
C'est alors seulement qu'on voit l'action favorable du mercure qui se marque par le relèvement du poids et du nombre

des globules. Il nous semble donc que l'action fâcheuse qui
se produit au début du traitement de Prakarow et qui se
renouvelle à chaque injection, nous permet d'assimiler cette
méthode à celles des injections insolubles et de la rejeter en
lui faisant les mêmes reproches.

Nous sommes ainsi amenés, d'accord en cela avec la plupart des auteurs, à étudier d'une façon presque exclusive
les préparations mercurielles solubles, dont on peut plus facilement régler l'absorption et l'élimination et graduer les effets.

Un grand nombre d'auteurs ont employé le sublimé à la
dose quotidienne de 1 à 2 milligrammes. Gaucher recommande, ainsi qu'il le fait d'une façon à peu près absolue chez
l'adulte, l'emploi du benzoate de mercure. A ces deux sels
nous pouvons faire un même reproche, c'est qu'ils sont un
peu douloureux et peuvent provoquer des troubles intesti-
naux.

Le biiodure de mercure, en raison de sa parfaite tolérance, de son efficacité, de son maniement facile, nous paraît réa-
liser la préparation par excellence pour la syphilis du nouveau-né. Il est d'une préparation facile, parfaitement stable,
limpide et douloureux. Les intéressantes observations
de Lévy-Bing ont d'ailleurs montré que la solution aqueuse
de biiodure d'hydrargyre était la mieux tolérée de toutes les
injections de sels solubles et, cette opinion, comme le prouvent
d'ailleurs les observations que nous rapportons, est aujour-
d'hui partagée par la presque unanimité des auteurs.

Il nous semble toutefois que si le biiodure doit avoir toutes
nos préférences, puisqu'il a déjà fait ses preuves cliniques, il
y aurait lieu d'employer aussi les nouvelles préparations
mercurielles qui ont pris rang ces dernières années dans la
thérapeutique et dont nous n'avons pu trouver d'observations.

L'hermophényl (Repanis, Thèse de Montpellier, 1904) a donné d'excellents résultats dans le traitement de la syphilis de l'adulte : il a été employé avec succès, à la clinique des maladies syphilitiques et cutanées de la Faculté et dans la clinique chirurgicale de M. le professeur Tédenat. C'est un sel très soluble et qui contient 40 % de mercure, presque autant que le biiodure ; sa toxicité est très faible. Employé en injections intramusculaires il est bien moins douloureux que toutes les autres préparations mercurielles, surtout, que le biiodure ; ce dernier sel semble surtout être rendu douloureux par la présence de l'iodure nécessaire à sa solubilité.

L'énesol ou salicylarsinate de mercure (Loquin, Thèse de Lyon, 1905), compte également à son actif de nombreux succès contre les accidents syphilitiques de l'adulte. Nous l'avons vu couramment employé à la clinique du professeur Vedel et nous n'avons jamais vu les malades accuser de la douleur de l'induration ou la moindre réaction locale. Sa teneur en mercure correspond presque à celle du biiodure, mais sa toxicité, très atténuée, est environ 70 fois plus faible. Il joint de plus, à son action spécifique due au mercure qu'il contient, l'action réparatrice de l'arsenic, ce qui n'est point à dédaigner chez des nouveau-nés en état de dénutrition du fait de leur syphilis. En résumé, si le biiodure de mercure doit être préféré, il nous semble cependant que l'hermophényl et l'énesol doivent mériter aussi les faveurs des médecins.

2° *Lieu de l'injection.* — L'injection devra toujours être intra-musculaire si l'on veut éviter des abcès et des indurations. Mais en quel point doit-on la faire ? Chez l'adulte, le lieu d'élection est un point dont le nom varie (point de Smirnoff de Gaillot, de Fournier), mais toujours dans la région trochantérienne. Pour le déterminer, on prend comme points de repère, le bord supérieur du grand trochanter en dehors, l'articulation sacro-coccygienne toujours aisée à découvrir dans l'interstice fessier, en dedans. On réunit ces deux points de repère par une ligne transversale : à la réunion du quart interne et des trois-quarts externes de cette ligne, l'aiguille ne rencontre aucun tronc vasculaire ou nerveux.

Chez l'enfant, on usera de ce point ; il présente l'avantage de n'être point très sensible et de ne pas gêner le petit malade pendant le décubitus dorsal. Certains auteurs ont vu cependant dans cette région un danger d'infection du fait de la souillure permanente de langes. Cette crainte ne nous paraît pas justifié, ce point étant assez éloigné de la région anale : on aura d'ailleurs soin d'occlure parfaitement le trajet de l'aiguille avec un petit tampon collodioné.

On peut cependant faire l'injection dans la région dorsale, de l'angle inférieur de l'omoplate à la ceinture (Cochery, Thèse de Paris, 1900).

Schwab et Lévy-Bing ont employé de préférence les régions latérales du tronc.

II. — *Avantages des injections mercurielles*

Il ne nous paraît pas utile, au cours de ce chapitre, de reprendre toutes les études qui ont été faites sur l'absorption du mercure par la voie sous-cutanée et sur son élimination par les urines. Nous dirons seulement que par ce mode de mercurialisation l'absorption est sûre et l'on évite toute supercherie ou négligence de la part des parents. Le dosage est plus exact, en quelque sorte mathématique, avantage incontestable sur les autres modes de traitement.

Cette absorption rapide du mercure a un effet des plus bienfaisants sur la nutrition en général. Au cours de la syphilis, tous les auteurs ont trouvé une diminution du nombre des globules rouges, en même temps que des altérations très netles de ces globules. Il existe une leucocytose très marquée et l'on voit apparaître dans le sang des myéloplaxes.

Cette anémie, très marquée, de la syphilis des nouveau-nés, peut être cause de la mort directe des malades. Or, sous l'influence des injections mercurielles, on voit le nombre des globules rouges augmenter rapidement et le nombre des leucocytes diminuer.

Raclaud (Thèse de Bordeaux, 1890) a vu, sous l'influence de l'oxyde jaune, l'appareil cardio-vasculaire se modifier, le souffle anémique disparaître, le pouls prendre de la force. On voit également le taux de l'hémoglobine augmenter.

Si le traitement mercuriel est trop prolongé ou si d'emblée les doses sont trop fortes, on peut observer des effets contraires ; même avec une amélioration soutenue des accidents syphilitiques, le mercure peut détruire les globules et l'hémoglobine.

Les injections mercurielles ont une heureuse influence, non seulement sur la nutrition générale, mais aussi sur les accidents eux-mêmes, et dans toutes les statistiques on trouve une diminution très grande dans la durée du traitement .

III. — *Inconvénients des injections mercurielles*

Le traitement de la syphilis du nouveau-né par les injections mercurielles n'a pas que des avantages et c'est ce qui nous explique la sorte de répugnance qu'on encore bon nombre de médecins.

Ces inconvénients, il est vrai, sont tout à fait contingents et c'est au sens clinique du praticien que l'on doit de les éviter.

Le premier de ces inconvénients est la *douleur* et c'est là, on peut dire, la grande cause qui a retardé jusqu'à aujourd'hui la vulgarisation des injections hypodermiques chez le nouveau-né. Beaucoup d'auteurs ont suivi les conseils de Parrot qui disait, dès 1878 : « Je crois que c'est une méthode à laquelle il ne faut accorder aucune espèce de confiance. Le phlegmon est souvent provoqué par l'action irritante de l'injection, de plus c'est un moyen douloureux. »

Nous avons vu, au cours de l'historique, l'opinion des différents auteurs à propos de chaque sel en particulier. Il appartiendra d'ailleurs au médecin de supprimer ce signe douleur en faisant un choix judiciable du sel à injecter. D'une façon générale, on peut dire que les préparations insolubles sont bien plus douloureuses que les solutions solubles, en ce sens que la douleur est le plus souvent tardive et de plus longue durée.

Parmi les injections solubles, le sublimé est très bien supporté, tandis que le peptonate, le formiamide et le cyanure de mercure sont atrocement douloureux. Enfin, nous avons vu en justifiant notre choix du sel à employer, que jusqu'à preuve du contraire, le biiodure constituait la solution idéale par le peu de douleur qu'elle provoquait. Il est bon d'ailleurs de se rappeler que la douleur est non pas tant fonction de la qualité du sel que de sa quantité. La même solution, à un degré de concentration différent, donnera les sensations également différentes.

C'est ce que nous avons vu réalisé avec la solution de Prakarow et celle de Nario. Une injection bien faite avec une quantité de liquide minime, de façon à ne point provoquer une trop forte distension des tissus doit être à peu près indolore. La douleur immédiate semble plutôt dûe à la piqûre.

Induration. — On trouve assez souvent, surtout avec des sels insolubles, des placards d'induration qui se forment au niveau de la piqûre : cette induration est le plus souvent due à ce que l'injection n'a pas été assez poussée en plein muscle ; toutefois d'après Smirnoff elle serait facilitée par ce que l'enfant étant presque toujours couché, le foyer de l'injection est toujours soumis à une pression. En poussant l'injection au point relativement élevé que nous avons indiqué, on évitera facilement cette pression.

Abcès. — C... ... seulement pour mémoire ce dernier inconvénient. Il ne doit plus se produire, si toutes les précautions antiseptiques ont été rigoureusement prises. Il faut tenir compte que la sensibilité particulière de la peau du nouveau-né en rend le nettoyage relativement difficile, mais un opérateur habile doit éviter cette complication.

Le contenu de ces abcès est de couleur chocolat, non putride, ne contenant pas de lambeaux de tissus, mais de nombreux corpuscules de pus.

Observation Première

Due à l'obligeance de M. le Professeur agrégé Guérin

Mme X..., âgée d'environ 38 ans, et d'assez bonne santé générale, a déjà eu huit grossesses, dont un enfant vivant et trois avortements au début, puis d'un second père quatre enfants vivants dont l'aîné présente une tare probablement hérédo-syphilitique, les quatre autres enfants en excellente santé et n'ayant jamais présenté la moindre tare.

Le père de ces cinq enfants est un ancien syphilitique qui s'est bien traité. La mère fut aussi traitée jadis.

Le père souffrant depuis quelques mois d'une cardiopathie grave, la mère étant surmenée et fatiguée elle-même, tout traitement spécifique étant suspendu depuis longtemps, une neuvième grossesse débute.

Elle fut pénible et caractérisée par un excès de liquide amniotique. Le 21 février, à terme, accouchement d'une fille en 5 heures. Présentation du sommet en OIGA avec latérocidence d'un bras.

Enfant de poids un peu faible, mais d'aspect normal. Placenta volumineux avec trois kystes sanguins pédiculés sur la face amniotique.

L'enfant, nourri au biberon comme tous les autres, se développe bien au début.

Appelé à le voir le 14 avril, je suis frappé de son aspect. Teint bistré, yeux cernés, lèvres excoriées par le perlèche, thorax petit et osseux, abdomen très volumineux, surdistendu et étalé en ventre de batracien, ascite, circulation complémentaire très développée, teinte légèrement ictérique de la peau.

Les fesses, les cuisses et jusqu'aux jambes sont marquées d'assez nombreuses plaques spécifiques:

J'ordonne immédiatement une friction mercurielle aux deux aisselles.

Le lendemain 15, état stationnaire, teinte ictérique plus marquée. L'enfant prend peu et se plaint ; dyspnée. Piqûre de 1 milligramme et demi de biiodure de mercure.

Le 16, amélioration, les plaques s'effacent un peu, les excoriations labiales aussi diminuent. Piqûre.

Le 17, piqûre. L'enfant s'alimente bien mieux.

Le 18, piqûre. Les plaques et excoriations ont merveilleusement disparu. Par contre l'ictère a gagné et les urines sont franchement jaunes.

Le 19, piqûre. L'enfant paraît très mal. Dyspnée très marquée. Pas d'alimentation. Urines très jaunes. Ponction répétée deux fois de l'abdomen qui ramène non un liquide, mais une gelée rosée.

Le 21, *Etat*. — Très peu d'alimentation. Etat plus grave. Ictère complet. Pour ne pas mobiliser l'enfant qui paraît souffrir à chaque mouvement, on remplace les piqûres par des frictions.

Le 28, mort de l'enfant.

OBSERVATION II

Due à l'obligeance de M. le professeur agrégé Guérin

Mme R. C., 24 ans, ménagère, secondipare, entre le 4 septembre 1903, à la Maternité de Montpellier.

Antécédents héréditaires sans intérêts.

Elle-même fut nourrie au sein, marche à 11 mois, fut réglée

à 14 ans et depuis toujours normalement. Elle ne fut jamais malade.

Première grossesse à 22 ans ; accouchement à terme d'un enfant qui mourut le 17e jour par athrepsie. Suites de couches banales.

Seconde grossesse : dernières règles du 15 au 17 décembre 1904. Rien d'anormal au début. Au mois d'août 1905 (vers 8 mois) apparition d'un bouton à la partie supéro-externe du mamelon du sein droit.

A son entrée dans le service, ce bouton existe encore et l'examen révèle qu'il s'agit d'un chancre induré avec ganglions axillaires.

Le 7 septembre, éclosion d'une magnifique roséole sur le thorax et l'abdomen. Durant tout son séjour dans le service, la femme est soumise à un traitement antisyphilitique, au moyen de deux capsules quotidiennes d'énésol à 0,05 centigrammes. La grossesse évolue simplement sans albuminurie, sans hydramnios et le 14 septembre, à 7 heures du soir, débutent les premières douleurs. Accouchement spontané en présentation du sommet, le 15 septembre à midi 30, d'un enfant mâle, pesant 2 kil. 960 et mesurant 47 centimètres de longueur. Son diamètre bi-pariétal était de 8 centimètres. Le placenta pesait 360 grammes, le cordon mesurait 57 centimètres avec une insertion marginale, les membranes étaient de 15 + 12 centimètres.

L'enfant à sa naissance ne présentait rien de spécial et ne présentait aucune lésion spécifique apparente. Il fut nourri presque aussitôt au biberon, la mère n'ayant que très peu de lait et ayant présenté le 5e jour de la galactophorite.

Durant les sept premiers jours, malgré une alimentation bien réglée, l'enfant dépérissait et perdait constamment du poids, ainsi qu'en témoignent les chiffres suivants :

```
15 septembre naissance. . . . .   2 k. 360
16    —     1 jour . . . . . .   2   280
18    —     3 jours . . . . . .   2   240
20    —     5  —   . . . . . .   2   220
22    —     7  —   . . . . . .   2   120
```

Le huitième jour, 23 septembre, on fait à l'enfant, dans le dos, au niveau des muscles juxta-vertébraux une injection de 0,001 milligramme de biiodure de mercure ; le 10ᵉ jour on en fait une de 1 milligramme et demi et ensuite 1 milligramme tous les deux jours.

Dès le lendemain de la première piqûre, le 9ᵉ jour, 24 septembre, la chute de poids est plus faible.

```
24 septembre . . . .  9 jours . . . ,  2 k. 095
```

Le lendemain, 10ᵉ jour, les selles de l'enfant étant un peu dures, on donne à chaque tétée X gouttes de dyspeptine Hepp qui régularisent aussitôt les digestions. Ce médicament est continué.

Grâce à la combinaison de ces deux traitements l'enfant progresse aussitôt et son poids se relève :

```
26 septembre 11 jours . . . . . .   2 k. 105
28    —      13  —   . . . . . .   2   115
30    —      15  —   . . . . . .   2   135
 2 octobre   17  —   . . . . . .   2   200
 4    —      19  —   . . . . . .   2   250
 6    —      21  —   . . . . . .   2   335
 8    —      23  —   . . . . . .   2   400
10    —      25  —   . . . . . .   2   385
12    —      27  —   . . . . . .   2   435
14    —      29  —   . . . . . .   2   460
16    —      31  —   . . . . . .   2   480
18    —      33  —   . . . . . .   2   500
20    —      35  —   . . . . . .   2   525
22    —      37  —   . . . . . .   2   600
24    —      39  —   . . . . . .   2   650
```

L'enfant et la mère ont alors quitté le service en très bon état et un traitement hydrargyrique leur a été ordonné.

Observation III

(Bodin Société scientifique et médicale de l'Ouest, 3 février 1905)

L'histoire du petit malade que j'ai soigné est parfaitement nette et fort instructive ; son père, marié après un an de syphilis et deux ans de traitement, a eu la chance de ne pas contaminer sa femme, mais une première grossesse, survenue presque immédiatement après le mariage, donna un syphilitique héréditaire qui succomba au bout de plusieurs mois. L'année suivante, nouvelle grossesse avec accouchement à terme, en mars 1904, d'un garçon, qui au bout de quelques jours, présente des symptômes non douteux de syphilis héréditaire. Il fut alors traité par mon excellent confrère le docteur Véron, qui prescrivit vingt gouttes de liqueur de Van-Swieten tous les jours ; toutefois, en dépit de cette thérapeutique classique, les manifestations cutanées s'aggravèrent et la nutrition devint de plus en plus défectueuse, conduisant l'enfant à un état si grave que la terminaison fatale semblait prochaine.

Le docteur Véron me pria d'intervenir plus activement et je n'hésitai pas à commencer immédiatement le traitement par les injections mercurielles, choisissant ici les sels solubles plus aisément maniables que tous autres, et parmi eux le biiodure de mercure, dont l'activité est hors de contestation.

Le 19 mai 1904, l'enfant présentait un coryza intense avec dyspnée très marquée, des lésions érosives abondantes des lèvres et de la région péri-anale, des syphilides papuleuses confluentes des fesses et des bourses.

L'état général était très mauvais, avec vomissements fréquents, diarrhée verte continuelle, les tétées se faisaient mal en raison du coryza et bien que la mère ait du lait en quantité

suffisante ; le petit malade paraissait très abattu et très dé-
primé son poids était exactement de 4 kilogs 400, c'est-à-dire
inférieur de 350-400 grammes au poids moyen d'un enfant
sain de cet âge.

Commencé au 19 mai, le traitement a été continué par
cures intermittentes. Du 19 mai au 1ᵉʳ juin, 30 milligrammes
de biiodure en 11 injections : le poids passe de 4 kilogs 400
à 4 kilogs 520. Du 1ᵉʳ juin au 7 juillet, repos ; le poids monte
à 5 kilogs 420. Du 7 au 9 juillet, 30 milligrammes de biiodure
en 10 injections ; le poids monte à 5 kilogs 450. Repos jusqu'au 19 août, où le poids atteint 5 kilogs 930. Du 19 août au
1ᵉʳ septembre, 30 milligrammes de biiodure en 10 injections ;
poids : 6 kilogs 100. Repos jusqu'au 15 octobre ; poids :
7 kilogs 250. Du 15 au 28 octobre, 34 milligrammes en 10 injections ; poids monte à 7 kilogs 350. Repos jusqu'au 21 janvier 1905, où le poids atteint 9 kilogs 210. Enfin, du 21 janvier au 2 février, 22 milligrammes de biiodure en 10 injections ; le poids est de 9 kilogs 320.

Voici maintenant les résultats obtenus : dès la 5ᵉ piqûre, le
23 mai 1904, l'état général s'améliora nettement, parce que
les vomissements et la diarrhée avaient cessé et que les tétées
se faisaient dans de meilleures conditions ; le coryza ayant
beaucoup diminué à la 10ᵉ piqûre, ce symptôme avait presque disparu ; quant aux lésions cutanées, elles s'étaient amé-
liorées, mais persistaient encore ; elles ne cédèrent complètement qu'à la seconde série de piqûres, vers le 20 juillet. De
cette date au 2 février 1905, une seule manifestation syphilitique a été notée, il s'agissait de deux petites érosions anales
qui guérissent en quelques jours à la reprise des injections.

Pendant toute la durée de ce traitement, l'état général
rapidement amélioré dès le début et revenu en 15 jours ou
trois semaines à son état normal, n'a cessé d'être excellent ;
actuellement le petit malade est un bel enfant, pesant 9 kilogs

320, à 11 mois, soit 500 grammes de plus que la moyenne des enfants sains de cet âge. Il serait impossible, sans avoir été prévenu, de soupçonner chez lui une syphilis ayant gravement compromis la vie.

OBSERVATION IV

(MM. Schwab et Lévy-Bing. *Presse médicale*, octobre 1903)

Enfant né à la Charité, le 29 juin 1903. Le père est syphilitique ; la mère a déjà eu deux grossesses antérieures terminées par la naissance d'enfants morts et macérés. A la naissance, l'enfant, pesant 3 kilogs 160, présente des lésions très étendues de syphilis cutanée. La paume des mains et la plante des pieds sont couvertes de pemphigus ; par places, les bulles sont déjà ouvertes et l'épiderme en partie desquamé offre une coloration violette. Sur les jambes et les cuisses, sur les fesses on constate de nombreuses syphilides circinées, légèrement surélevées. De plus, foie et rate sont volumineux. L'enfant respire mal ; il existe du coryza. En présence de cet état grave, nous décidons de commencer sans plus tarder le traitement par les injections de biiodure en solution aqueuse.

Le 29 et le 30 juin, nous pratiquons dans le dos une injection de 1 milligramme de biiodure. Du 1er au 10 juillet, nous faisons chaque jour une injection de un demi-milligramme de sel mercuriel. Pendant ce laps de temps, la courbe de poids quotidienne de l'enfant a été la suivante : 3.160, 3.030, 2.975, 2.800, 2.730, 2.780, 2.838, 2.860, 2.910, 2.940, 2.955, 2.920, 2.960.

Le 12 juillet, l'enfant pèse 3 kilogs 020, le 14 juillet, il quitte le service pesant 3 kilogs 050. Dès le 5 juillet, les lésions cutanées ont commencé à s'effacer ; l'amélioration se poursuit, les jours suivants d'une façon constante et au moment de la sortie de l'hôpital, l'enfant est en parfait état, n'ayant plus la moindre tache sur le corps. Le foie et la rate semblent normaux.

Le 21 juillet, le petit malade est ramené à la consultation de M. Maygrier : il pèse 3 kilogs 160 et reste guéri. Le 28 juillet, il pèse 3 kilogs 410.

<h2 style="text-align:center">OBSERVATION V</h2>

MM. Schwab et Lévy-Bing *presse médicale*, octobre 1903

Le père et la mère sont syphilitiques. La mère, au moment de l'accouchement, présente une syphilide pigmentaire du cou très intense, des plaques muqueuses dans la gorge et des cicatrices de syphilides anciennes aux jambes.

L'enfant, né le 27 juillet 1903 à la clinique Tarnier, au terme de 8 mois, pesant 2 kilogs 310, offre, dès la naissance, un pemphigus intense généralisé. Les bulles sont presque confluentes à la plante des pieds et à la paume des mains, il en existe sur les jambes, les bras et les fesses.

Le foie semble gros. Le coryza est très marqué. Les cinq premiers jours, on pratique chez l'enfant des frictions mercurielles. Le 2 août, c'est-à-dire le 6e jour de sa naissance, nous commençons le traitement par les injections de biiodure aqueux. A ce moment, le poids est de 2 kilogs 230. L'enfant respire mal et tette difficilement à cause de son coryza. Nous faisons les trois premiers jours quotidiennement une injection de un demi-milligramme de biiodure. Puis les injections sont continuées à la dose de un milligramme ; elles sont faites chaque jour jusqu'au 11 août, puis tous les deux jours jusqu'au 20 août. En tout, l'enfant reçut, pendant son séjour à

la clinique, 12 injections à un milligramme et 3 à un demi-
milligramme. De 2 kilogs 230, le 2 août, le poids de l'enfant
monta à 2 kilogs 850 le 26 août, jour de sortie.

Les lésions cutanées ont cédé très rapidement, les surfaces
palmaires et plantaires très saiguantes au début du traitement, séchèrent vite et le 14 août l'épidermisation était en
bonne voie. Le foie diminua le volume, la circulation veineuse collatérale au niveau de l'abdomen, s'effaça petit à
petit ; le coryza seul fut un peu tenace. A sa sortie de la
clinique, l'enfant était en excellent état, tout à fait blanchi
quant à ses lésions de la peau.

Le 14 septembre, la mère nous ramène l'enfant très dysp-
neique, ayant de la température et des râles de broncho-pneumonie dans le poumon droit. Malgré nos conseils, elle ne
rentre à la clinique que le 17 septembre au soir avec un enfant mourant, présentant des signes manifestes de broncho-
pneumonie intense. L'enfant succombe le 18 septembre au
matin.

M. Jeannin, qui a pratiqué l'autopsie, attribue nettement
la mort à une broncho-pneumonie infectieuse. La peau était
indemne de lésions syphilitiques, de même que les viscères. Foie 170 grammes, rate 10 grammes, thymus 3 grammes.

OBSERVATION VI

Schwab et Levy-Bing. *Presse médicale*, octobre 1903

Enfant né à la Charité le 13 août 1903, d'une mère nettement syphilitique, et traitée pour telle autrefois, mais qui lors
de sa grossesse, avait omis de reprendre son traitement. A
la naissance, l'enfant, du poids de 3 kilogs 700 grammes, ne
présente aucun stigmate apparent de syphilis ; il est élevé au

sein par sa mère. Jusqu'au 20 août, il augmente régulièrement, puis brusquement, et sans qu'on puisse invoquer un
vice dans l'allaitement, le poids, d'abord stationnaire, diminue si bien que, le 26 août, il n'est plus que de 3 kilogs 675
grammes. M. Maygrier, mettant cet abaissement insolite de
la courbe sur le compte d'une tare syphilitique possible, nous
demande d'instituer le traitement par les injections de biiodure. Ce traitement est commencé le 26 août et continué jusqu'au 5 septembre, à la dose journalière de un milligramme.

Très rapidement, sous l'influence de ce traitement, la courbe reprend son mouvement ascensionnel ; le 6 septembre,
l'enfant pèse 3 kilogs 860 grammes ; le 11 septembre, il quitte
le service, pesant 3 kilogs 875 grammes.

OBSERVATION VII

MM. Schwab et Lévy-Bing. *Presse médicale*, octobre 1903

Enfant né à la clinique Tarnier, le 7 octobre 1903, et présentant un pemphigus palmaire et plantaire ; le nouveau-né,
du poids de 2 kilogs 800, est injecté par nous dès le soir
de sa naissance. Les deux premières injections sont faites à
la dose de un milligramme de biiodure aqueux, puis les injections sont continuées chaque jour à la dose de 1 milligramme et quart par jour. Deux fois la dose fut poussée à un
milligramme et demi. Dès le 14 octobre, les bulles de pemphigus sèchent et se flétrissent pour la plupart.

Le 17 octobre, la cicatrisation est faite. De 2 kilogs 550, le
9 octobre, le poids monte régulièrement à 2 kilogs 805, le
21 octobre. Un léger degré de circulation veineuse collatérale s'est montré au niveau de l'épigastre le 10 octobre, mais
a disparu dès le 16. Actuellement, 22 octobre, l'enfant est en
excellent état.

Observation VIII

MM. Schwab et Lévy-Bing. *Presse médicale*, octobre 1903

Enfant né à Charité le 13 août 1903, d'une mère nettement syphilitique, et traitée pour telle autrefois, mais qui lors de sa grossesse, avait omis de reprendre son traitement. A la naissance, l'enfant, du poids de 3 kilogs 700, ne présente aucun stigmate apparent de syphilis ; il est élevé au sein par sa mère. Jusqu'au 20 août, il augmente régulièrement, puis brusquement, et sans qu'on pût invoquer un vice de l'allaitement, le poids, d'abord stationnaire, diminue si bien que le 24 août il n'est plus que de 3 kilogs 575 grammes. M. Maygrier, mettant cet abaissement insolite de la courbe sur le compte d'une tare syphilitique possible, nous demande d'instituer le traitement par des injections de biiodure. Ce traitement est commencé le 26 août et continué jusqu'au 5 septembre à la dose journalière de un milligramme. Très rapidement, et sous l'influence de ce traitement, la courbe reprend son mouvement ascensionnel ; le 9 septembre, l'enfant pèse 3 kilogs 800 ; le 11 septembre, il quitte le service, pesant 3 kilos 875.

Observation IX

MM. Schwab et Lévy-Bing. *Presse médicale*, octobre 1903.

Enfant né en ville, le 16 octobre 1902, prématurément à sept mois, de parents tous deux récemment syphilitiques.

A sa naissance, l'enfant, du poids de 2.000 grammes, ne présente pas la moindre lésion spécifique. (La mère avait été traitée pendant la grossesse avec des injections d'huile grise.) Au bout de trois mois, l'enfant devint pâle, diminua de poids, nous pûmes l'examiner le 29 janvier 1903 : enfant à teint jaunâtre, ventre tendu avec collatérale, circulation très accentuée, foie et rate très gros, testicule du côté gauche gros et dur, sur la face externe du scrotum, quelques érosions syphilitiques. L'enfant, de plus, est atteint de coryza spécifique, narines obstruées de croûtes, respiration difficile. Les veines superficielles de la tête sont ectasiées. Nous faisons le même jour une injection de 2 milligrammes. On pratique ainsi six injections. Dès le 12 février, l'amélioration est notable ; le ventre est redevenu souple, la circulation collatérale de l'abdomen a presque complètement disparu. Le nez est désobstrué. Le foie et la rate ont diminué de volume ; le testicule a repris à peu près son volume et sa consistance normaux.

Le 16 février, la guérison est complète. Les injections ont été parfaitement tolérées.

L'enfant a été revu, à maintes reprises, depuis cette époque, il n'est plus survenu aucun accident spécifique, le traitement a été continué d'une façon intermittente.

Observation X

MM. Schwab et Levy-Bing. *Bulletin de la Société d'obstétrique de Paris* décembre 1903

Enfant X..., né à la clinique Tarnier le 10 novembre 1903, ne présente pas de lésions de syphilis. Mère en pleine période d'accidents secondaires.

Femme tertipare, un premier accouchement à terme, il y a trois ans, d'un enfant vivant. Un deuxième accouchement terminé avant terme, d'un enfant vivant, mort au bout de deux jours. Vers le cinquième mois de la grossesse actuelle, la femme a présenté des maux de gorge, une céphalée intense, une éruption sur le corps et des « boutons » aux organes génitaux externes.

Elle accouche le 10 novembre d'un enfant de 2.500 grammes. Le placenta pèse 410 grammes. Etat de femme, le 10 novembre ; plaques muqueuses hypertrophiées sur les grandes et petites lèvres, trace de syphilides sur l'abdomen et les cuisses ; plaques muqueuses sur le voile du palais.

L'enfant, quoique petit, semble en assez bon état. Pas de lésions d'hérédo-syphilis, ni cutanées, ni viscérales. Le professeur Budin nous demande cependant à instituer le traitement spécifique, aussi bien chez l'enfant que chez la mère. Nous avons fait une première injection de biiodure de mercure, en solution aqueuse, de un demi-milligramme, le 12 novembre. Puis, on fit des injections quotidiennes de un milligramme. Le dernier jour, on fit une injection de un milligramme et demi. Au total, il reçut du 12 au 24 novembre, jour de la sortie, dix injections, soit dix milligrammes de biiodure. Voici la courbe de poids : le 10 novembre 2.500. Puis 2.445, 2.400, 2.385, 2.435, 2.400, 2.500, 2.550, 2.568, 2.635, 2.675, 2.685, 2.750, 2.800.

L'enfant n'a jamais présenté d'élévation de la température. Il n'y a jamais eu de réaction locale au niveau des piqûres. L'enfant a parfaitement toléré ses doses de biiodure.

OBSERVATION XI

MM. Schwab et Lévy-Bing, *Bulletin de la Société d'obstétrique de Paris,* décembre 1903

Enfant L..., né à la clinique Tarnier le 13 novembre 1903, sans lésions de syphilis héréditaires, mais avec diminution initiale considérable du poids et de fièvre.

Mère, septipare, 34 ans, ne présente pas de stigmates de syphilis, mais les antécédents obstétricaux sont très chargés.

Premier accouchement, en 1894, à 6 mois, enfant mort et macéré.

Deuxième accouchement, 1895, à 7 mois, enfant mort et macéré.

Troisième accouchement, 1896, à 6 mois, enfant mort et macéré.

Quatrième accouchement, 1897, à 7 mois, enfant mort et macéré.

Cinquième accouchement, en 1899, à 7 mois, enfant mort et macéré.

Sixième accouchement, en 1902, à 8 mois, enfant né vivant, mort au bout de quinze jours.

La grossesse actuelle, la septième, se termine le 15 novembre, à la clinique Tarnier, par la naissance d'un enfant de 3 kilogs 900 grammes. Le placenta pèse 800 grammes, il est blanc.

L'enfant ne présente aucune lésion apparente de syphilis, ni sur les téguments, ni dans les viscères.

Le 16 novembre, poids : 3 kilogs 660 ; température : 38°2.

Le 17 novembre, poids : 3 kilogs 530 ; température : 38°3 et 38°7.

Le 18 novembre, poids : 3 kilogs 500 ; température : 39°6 et 38°.

Le 19 novembre, poids : 3 kilogs 570 ; température : 38°2.

Étant donnés les antécédents obstétricaux de la mère, la courbe de poids particulière et la fièvre chez l'enfant, le volume et l'aspect du placenta, M. Budin nous demande à traiter cet enfant. A partir du 19 novembre, nous faisons chaque jour une injection de un milligramme de biiodure, dose que nous portons à un milligramme et demi à partir du 25 novembre. Au total, l'enfant reçut 9 injections, soit 15 milli-

grammes et demi de biiodure de mercure. La courbe de poids
a été la suivante : le 15 novembre, jour de naissance, 3.900
grammes, puis 3.660, 3.535, 3.500, 3.570 (on commence le
traitement), 3.000, 3.010, 3.655, 3.700, 3.790, 3.825, 3.875,
3.930, 3.900, 3.965.

La température qui s'est maintenue du 16 novembre jusqu'au 21 novembre au-dessus de 37°5 (maxima 3°96) est tom-
bée à la normale à partir du 21 novembre.

OBSERVATION XII

MM. Schwab et Levy-Bing. *Bulletin de la Société d'obstétrique de Paris*,
décembre 1903

Enfant débile d'aspect cachectique, né de mère syphilitique.
Diminution de poids (hôpital Lariboisière, le 18 octobre 1903).

Femme primipare, 23 ans. Au début de la grossesse, elle
a présenté des boutons aux grandes lèvres ; chute des che-
veux. Elle arrive dans le service de notre maître le docteur
Bonnaire, le 18 octobre 1903. Accouchement le même jour.
Plaques muqueuses hypertrophiques sur les grandes lèvres.
L'enfant pèse 1.700 grammes, placenta 400 grammes. L'enfant faible, réagit peu, crie mal. Il ne présente cependant pas
de lésions de syphilis héréditaire.

Du 18 au 30 octobre, la courbe de son poids est la suivante : 1.700 grammes, 1.590, 1.615, 1.590, 1.600, 1.600,
1.800, 1.800, 1.575. Pendant ce laps de temps, M. Bonnaire
prescrit frictions mercurielles quotidiennes. L'enfant boit au
verre, mais difficilement.

Le 30 octobre, en présence de la diminution de poids de
l'enfant, malgré le traitement intervenu, et de son aspect cachectique, M. Bonnaire nous demande à commencer les injections de bi-iodure de mercure. A partir du 30 octobre,

nous faisons chaque jour une injection de 1 milligramme de bi-iodure en solution aqueuse, jusqu'au 16 novembre. L'enfant reçoit ainsi 17 injections, au total 17 milligrammes de bi-iodure.

Voici la courbe de poids à partir du jour du traitement par les injections :

Le 3 octobre, 1.525 grammes, puis 1.528 ; 1.535 ; 1.545 ; 1.555 ; 1.568 ; 1.588 ; 1.600 ; 1.620 ; 1.640 ; 1.665 ; 1.675 ; 1.700 ; 1.710 ; 1.720 ; 1.730 ; 1.755 ; 1.775 ; 1.800 (18 novembre).

L'état général s'est amélioré rapidement, en même temps que le poids augmentait.

L'enfant a extrêmement bien supporté les injections. Il n'y a jamais eu la moindre réaction locale.

OBSERVATION XIII

MM. Schwab et Levy-Bring. *Bulletin de la Société d'obstétrique de Paris,* décembre 1903

Enfant débile, né à Lariboisière le 24 octobre 1903, d'une mère syphilitique.

Diminution du poids malgré des frictions mercurielles. Grosse rate.

Femme secondipare vient accoucher à Lariboisière le 24 octobre 1903, dans le service de M. le docteur Bonnaire. La malade présente une syphilis pigmentaire très marquée au niveau du cou et des plaques muqueuses au niveau de la vulve, hydramnios. Accouchement d'un enfant de 2.620 grammes. Le placenta pèse 700 grammes. L'enfant est faible, d'aspect gélatineux. La rate est très grosse ; le foie est volumineux. Il existe une circulation collatérale abdominale marquée.

Du 24 octobre au 30, la courbe de poids est la suivante :
2.020 ; 2.400 ; 2.245 ; 2.220 ; 2.220 ; 1.230 ; et cela malgré
des frictions mercurielles quotidiennes.

Le 30 octobre, M. Bonnaire nous demande à instituer le
traitement par les injections de bi-iodure.

Nous faisons chaque jour, à partir de cette date, une injection de 1 milligramme et demi de bi-iodure de mercure
en solution aqueuse. Au total, l'enfant reçut 10 injections,
soit 15 milligrammes de bi-iodure, jusqu'au 8 novembre, jour
de sortie.

Immédiatement la courbe de poids se relève. Le 30 octobre, 2.230 grammes, puis 2.255 ; 2.255 ; 2.260 ; 2.270 ; 2.280 ;
2.300 ; 2.330 ; 2.350. La rate semble diminuer depuis le 4
novembre.

Observation XIV

(Chassagne. Thèse Paris, 1904.)

Enfant de deux mois, né à la maternité de Lariboisière, le
13 février 1904.

La mère présente des syphilides pigmentaires au cou. Elle
eut trois grossesses.

La première, en 1901, se termina par un accouchement
prématuré à 7 mois et demi d'un enfant macéré.

La deuxième grossesse se termina par un accouchement
à terme, d'un enfant qui mourut quelques minutes après l'accouchement.

La grossesse actuelle se termina le 13 février 1904 par la
naissance d'un enfant, paraissant bien portant.

Le 21 avril 1904, la mère constata que son enfant remuait
difficilement le bras gauche ; quand elle le soulevait, il accu-

sait de la douleur, et elle sentit à la palpation, une augmentation notable de volume du coude gauche.

Pendant deux jours elle met, sans résultat, des compresses d'eau blanche.

Le troisième jour, c'est-à-dire le 23 avril 1904, la mère se décide à amener son enfant à la consultation des nourrissons du service de M. Bonnaire.

L'enfant, à ce moment, présente un faciès pâle, un coryza datant paraît-il depuis la naissance ; le coude gauche est déformé par le gonflement. Il y a de l'œdème remontant sur une grande partie du bras, la peau est rougeâtre. Le bras est immobile, mais l'enfant peut actionner ses doigts. Les mouvements provoqués sont possibles, mais ils sont un peu douloureux. A la palpation on sent les épiphyses de la partie supérieure du radius, de la partie inférieure de l'humérus sensiblement augmentées, foie et rate normaux. Le diagnostic de pseudo-paralysie syphilitique de Parrot est assuré par M. Bonnaire, qui conseille de faire des injections de bi-iodure de mercure à l'état aqueux.

La première injection est faite le jour même, 23 avril, elle est de 2 milligrammes de bi-iodure. Le 24 avril, on fait une deuxième injection ; le 25, également, et on constate une légère diminution du volume des épiphyses. Le 26 avril, quatrième injection de 2 milligrammes. Etat stationnaire. Le 27, cinquième injection ; le 28, sixième injection, l'enfant peut mouvoir son bras, la tumeur diminue de volume ; le 29, septième injection ; l'enfant est presque complètement guéri ; il meut très bien son bras ; il n'y a pas de douleur et très peu d'hypertrophie. L'enfant ne doit plus revenir qu'une fois par semaine et on doit continuer pendant quelque temps encore des injections de 2 milligrammes de bi-iodure.

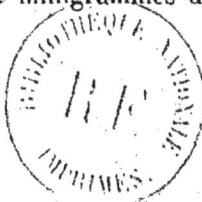

RESULTATS

Des observations qui précèdent, nous pouvons conclure que le traitement a toujours été bien toléré. Les doses ont varié de un demi-milligramme à un milligramme et demi. et la dose quotidienne de 1 milligramme a été fort bien supportée chez les enfants, au plus haut point débilités.

Le poids augmente progressivement et régulièrement, l'ascension de la courbe se manifeste après la première injection.

L'état général s'est déjà amélioré, en même temps que disparaissaient les manifestations cutanées ou viscérales.

CONCLUSIONS

1° Les méthodes ordinaires de mercurialisation par la liqueur de Van-Swieten, les frictions, les bains de sublimé, sont les moyens par trop lents, infidèles et même dangereux, pour suffire à traiter la syphilis du nouveau-né.

2° La méthode des injections hypodermiques ou mieux intra-musculaires, doit désormais prendre une place importante dans le traitement de la syphilis du nouveau-né. Ce traitement est toujours bien toléré, il conserve l'intégrité du tube digestif, permet un dosage rigoureux du mercure injecté, et bien manié met à l'abri de tout danger d'intoxication.

3° On emploiera de préférence les sels solubles à doses croissantes, de 1 à 4 milligrammes et par cures successives, suivant la méthode du professeur Fournier.

4° Le sel employé sera le bi-iodure de mercure, en attendant que les nouvelles observations nous aient permis de juger de la valeur de l'ermophényl et de l'énesol.

5° Ce traitement produit une disparition rapide des manifestations syphilitiques du nouveau-né, améliore son état général ; la courbe du poids présente une ascension régulière et progressive si on évite d'employer les doses toxiques.

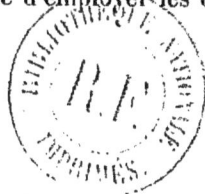

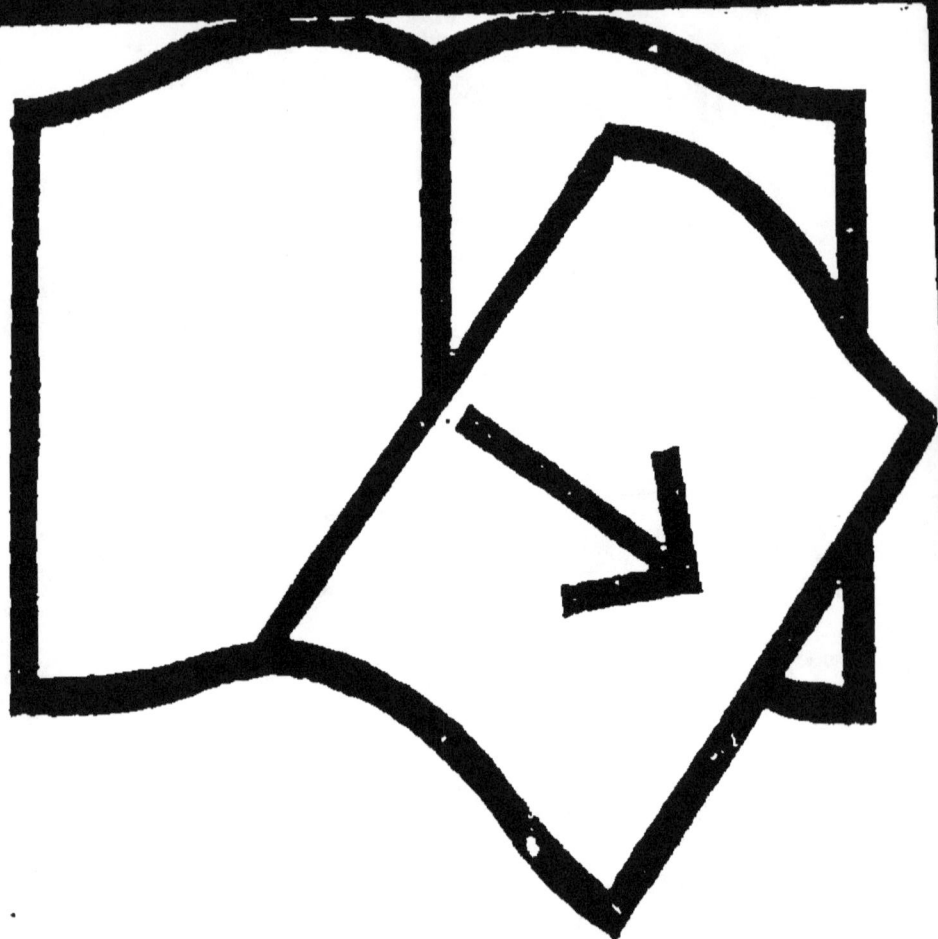

Documents manquants (pages, cahiers...)

NF Z 43-120-13

www.ingramcontent.com/pod-product-compliance
Lightning Source LLC
Chambersburg PA
CBHW050546210326
41520CB00012B/2740